BEI GRIN MACHT SICH IHR WISSEN BEZAHLT

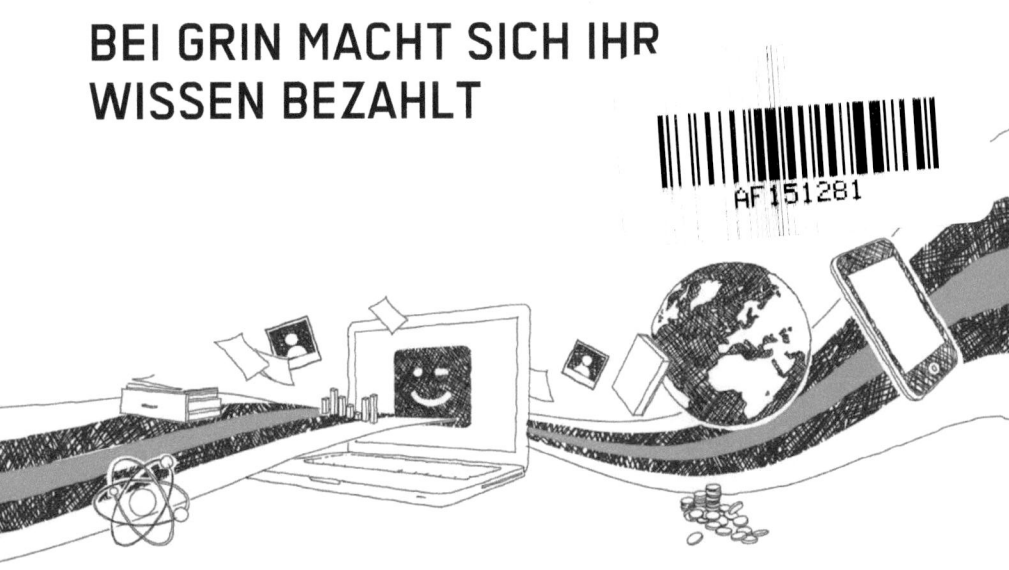

- Wir veröffentlichen Ihre Hausarbeit,
  Bachelor- und Masterarbeit

- Ihr eigenes eBook und Buch -
  weltweit in allen wichtigen Shops

- Verdienen Sie an jedem Verkauf

Jetzt bei www.GRIN.com hochladen und kostenlos publizieren

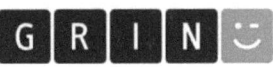

Arne Jansch

Organisation von Krankenhäusern und Katastrophen

GRIN Verlag

Bibliografische Information der Deutschen Nationalbibliothek:

Die Deutsche Bibliothek verzeichnet diese Publikation in der Deutschen National-
bibliografie; detaillierte bibliografische Daten sind im Internet über http://dnb.d-
nb.de/ abrufbar.

Impressum:

Copyright © 2007 GRIN Verlag GmbH
Druck und Bindung: Books on Demand GmbH, Norderstedt Germany
ISBN: 978-3-640-23547-6

Dieses Buch bei GRIN:

http://www.grin.com/de/e-book/119644/organisation-von-krankenhaeusern-und-
katastrophen

GRIN - Your knowledge has value

Der GRIN Verlag publiziert seit 1998 wissenschaftliche Arbeiten von Studenten, Hochschullehrern und anderen Akademikern als eBook und gedrucktes Buch. Die Verlagswebsite www.grin.com ist die ideale Plattform zur Veröffentlichung von Hausarbeiten, Abschlussarbeiten, wissenschaftlichen Aufsätzen, Dissertationen und Fachbüchern.

Besuchen Sie uns im Internet:

http://www.grin.com/

http://www.facebook.com/grincom

http://www.twitter.com/grin_com

Fachhochschule Lübeck

University of Applied Sciences

Fachbereich Maschinenbau und Wirtschaftsingenieurwesen

Betriebswirtschaftslehre – Gesundheitswirtschaft

Projektstudium

Organisation von Krankenhäusern bei Großereignissen und Katastrophen

Arne Jansch

SS 2007

Inhaltsverzeichnis

1   Einleitung ....- 1 -

2   Vorbereitungsstand der Krankenhäuser in Deutschland ....- 1 -

    2.1   Notwendigkeit ....- 2 -

    2.2   Rechtliche Grundlagen ....- 2 -

3   Risiken in Krankenhäusern ....- 4 -

    3.1   Interne Gefahrenlagen ....- 4 -

    3.2   Externe Gefahrenlagen ....- 5 -

    3.3   Zukünftige Gefährdungen ....- 5 -

    3.4   Alarm- und Einsatzplanung ....- 6 -

4   Begriffsdefinitionen ....- 6 -

    4.1   Alarmorganisation ....- 7 -

    4.2   Leitung des Krankenhauses während des Ereignisses ....- 8 -

    4.3   Räumung und Evakuierung ....- 9 -

5   Durchführung der Planungen ....- 12 -

    5.1   Ziele der Organisation von Großereignissen und Katastrophen ....- 12 -

    5.2   Logistikanforderungen ....- 13 -

    5.3   Erstellung des Plans zur Organisation von Großereignissen und Katastrophen ..- 14 -

6   Umsetzung ....- 15 -

    6.1   Themenschwerpunkte ....- 16 -

    6.2   Alarmorganisation und Alarmauslösung ....- 16 -

    6.3   Krankenhauseinsatzleitung ....- 17 -

    6.4   Kommunikationswege und -mittel ....- 18 -

    6.5   Interne Verkehrsregelung ....- 19 -

    6.6   Externe Verkehrsregelung ....- 20 -

    6.7   Registrierung, Sichtung und medizinische Behandlung ....- 20 -

    6.8   Informations- und Pressedienst ....- 21 -

    6.9   Versorgung und Überkapazitäten ....- 22 -

7   Fazit ....- 23 -

Quellenverzeichnis ....- 24 -

Internetquellen ....- 24 -

1 Einleitung

Das Krankenhaus als eine Einrichtung, in der ärztliche und pflegerische Hilfeleistung der Feststellung, Heilung oder Linderung von Krankheiten oder physischen Schäden dienen, ist bereits in der täglichen Arbeit ein komplexes System. Durch die erhöhte Anzahl an hilfsbedürftigen und immobilen Personen ist dieses System bei unvorhergesehenen Ereignissen besonders gefährdet. Patienten, die sehr aufwändige Therapieverfahren in Anspruch nehmen, wie beispielsweise auf Intensivstationen, erschweren die Situation zusätzlich. Untersuchungen belegen, dass lediglich ein Bruchteil der in Deutschland ansässigen Krankenhäuser Vorkehrungen für außergewöhnliche Ereignisse vorhalten. Zunehmend werden Krankenhausbetriebe auf die fehlenden Planungen im Zuge von Zertifizierungsvorgängen aufmerksam und versuchen, das Problem mit suboptimalen Plänen zu umschiffen. Die vorliegende Arbeit soll zeigen, dass selbst für einen Klinikbetrieb der mittleren Versorgungsstufe in dem beschriebenen Zusammenhang erheblicher Planungsaufwand entsteht und eine Integration externer Fachberater bei Einbindung von Behörden und Organisationen mit Sicherheitsaufgaben (BOS) einer trügerisch sicheren Insellösung begegnet.

2 Vorbereitungsstand der Krankenhäuser in Deutschland

Untersuchungen haben gezeigt, dass zwar ein Grossteil der deutschen Kliniken Planungen für besondere Ereignisse getroffen haben, diese jedoch zu einem Grossteil eklatante Mängel aufweisen. So sind zwar 16% der deutschen Krankenhäuser vollständig ohne einschlägige Vorbereitungen, jedoch fehlt rund der Hälfte der Kliniken mit Einsatzplänen bereits eine grobe Differenzierung in den Schadensszenarien. Von den Kliniken mit Vorplanungen überarbeiten 35% diese nicht in regelmäßigen Abständen und wiederum die Hälfte der Einrichtungen hat diese Vorplanungen noch nie in der Praxis im Rahmen einer Übung überprüft. Im Jahr 2003 wurde in der Freien und Hansestadt Hamburg der Vorbereitungsstand der Krankenhäuser untersucht und die genannten Ergebnisse bestätigt. Von 18 Kliniken waren fünf zur Gänze ohne entsprechende Vorbereitungen, sieben ohne regelmäßige Überarbeitung und 13 Krankenhäuser haben Ihre Einsatzvorbereitungen nie durch Übung überprüft (vgl. Roesberg, Vortrag Seminar AKNZ, 2007). Bereits hier wird ersichtlich, dass eine effektive und taugliche Ereignisvorbereitung eine Vielzahl von Kriterien über die bloße Existenz eines Einsatzordners hinaus erfüllen muss.

2.1 Notwendigkeit

Die Notwendigkeit einer effektiven Ereignisplanung für Krankenhäuser ergibt sich bereits aus dem täglichen bundesdeutschen Klinikbetrieb. Die Studie eines Unternehmens analysierte in den Jahren 1998-2001 Brandausbrüche in Krankenhäusern und Altenheimen und lässt die Erkenntnis zu, dass es durchschnittlich alle 14 Tage in einem Krankenhaus und alle sieben Tage in einem Pflegeheim zu einer Brandentwicklung kommt. Die Gründe für den Brandausbruch sind zum größten Teil mutwillig durchgeführte Brandstiftung (26%), technische Defekte (16%), jedoch auch unbekannt (23%) (vgl. Wichert, Brandschäden, 2001). Obwohl die Diskussion um Einsatzvorbereitungen hauptsächlich auf der Annahme von Bränden und Brandschäden basiert, sind auch weitere Ausgangslagen einzubeziehen. Vielmehr gilt es, eine Einsatzplanung zu entwickeln, die flexibel auf jegliche Ausnahmesituation reagieren kann. Nach einem Stromausfall im Lyoner Edouard-Herriot-Krankenhaus bei nicht funktionsfähiger Notstromversorgung und fünf Todesopfern wird der Blick umfassend auf eine Vielzahl von Szenarien gerichtet. In die Einsatzplanung sind alle Vorgänge einzubeziehen, die den regulären Betrieb des Krankenhauses erheblich einschränken oder gefährden und damit auch eine Gefährdung der Patienten implizieren. Hierzu gehören auch Hochwasser, Wetterauswirkungen und die Veränderung des Bewusstseins im Hinblick auf terroristische Bedrohungen.

2.2 Rechtliche Grundlagen

Nicht nur aus der Praxis wird die Notwendigkeit von Vorbereitungen der Krankenhäuser auf besondere Situationen deutlich, auch in den Gesetzen von Bund und Ländern wird zumindest die Existenz derartiger Pläne verlangt. So lautet es im Zivilschutzneuordnungsgesetz: „Die zuständigen Behörden können anordnen, dass die Träger von Krankenhäusern Einsatz und Alarmpläne [...] aufstellen und fortschreiben" (§15, Abs. 4 Zivilschutzneuordnungsgesetz). Zuständige Behörden sind im Sinne dieses Gesetzes die Länder, die Ihrerseits Krankenhaus- oder Zivilschutzgesetze verabschiedet haben. Aus diesem Grund ist es nicht mögliche, eine vollständig einheitliche Aussage für das Bundesgebiet zu treffen. In Norddeutschland haben die zuständigen Stellen den Anforderungen in verschiedenen Gesetzen Rechung getragen. So fordert das Hamburger Krankenhausgesetz „Das Krankenhaus hat zur Abwehr interner Schadenereignisse sowie zur Mitwirkung im Brand- und Katastrophenschutz eine Notfallplanung aufzustellen sowie an entsprechenden Übungen teilzunehmen" (§3, Abs. 3 Hamburger Krankenhausgesetz). Gerade weil die Überprüfung der Planungen durch Übungen über die bloße Existenz eines Planes hinaus ausdrücklich gefordert ist, verwundern die im Absatz 2.1 genannten Zahlen von unvorbereiteten Kliniken umso mehr. In Schleswig-Holstein fordert das

Katastrophenschutzgesetz im Abschnitt V – Gesundheitswesen – „zur Mitwirkung im Katastrophenschutz sind die Träger der Krankenhäuser verpflichtet, Alarm- und Einsatzpläne auszuarbeiten und weiterzuführen und diese mit der unteren Katastrophenschutzbehörde abzustimmen; Träger benachbarter Krankenhäuser haben ihre Alarm- und Einsatzpläne ebenfalls aufeinander abzustimmen" (Abschnitt V, §22, Abs. 1 Landeskatastrophenschutzgesetz Schleswig-Holstein). Hier wird an die Krankenhausträger eine umfassende Forderung gestellt: Auch die Frage der Alarmierung des Krankenhauses als Betrieb als auch die Fortschreibung der Einsatzpläne sind unumgänglich, ebenso wie die Abstimmung mit der unteren Katastrophenschutzbehörde – Landkreis oder kreisfreie Stadt – und die Abstimmung von benachbarten Krankenhäusern. Die unteren Katastrophenschutzbehörden in Schleswig-Holstein können durch die Abstimmungspflicht jederzeit die Erstellung einer Einsatzplanung fordern. Weiterhin heißt es, „die Alarm- und Einsatzpläne haben auch Aussagen über die Möglichkeit über die Ausweitung der Kapazität zu enthalten" (Abschnitt V, §22, Abs. 3 Landeskatastrophenschutzgesetz Schleswig-Holstein). Im Rahmen der Einsatzplanung müssen Krankenhausbetriebe Ihre Kapazitäten eindeutig und praxisgerecht definieren. Eine aus Prestigegründen überhöht gemeldete Kapazitätsfähigkeit kann im Ernstfall zu einer verhängnisvollen Situation innerhalb des Krankenhausbetriebes führen. Doch nicht nur in Norddeutschland gibt es detaillierte Anforderungen an die Krankenhausträger; in Bayern werden durch die Krankenhausgesellschaft Beispielpläne und besondere Hinweise zum Anlegen von Alarm- und Einsatzplänen veröffentlicht. Der umfassende Blick auf die rechtliche Komponente schließt mit der Betrachtung des Arbeitsschutzgesetzes: „Der Arbeitgeber ist verpflichtet, die erforderlichen Maßnahmen des Arbeitsschutzes unter Berücksichtigung der Umstände zu treffen, die Sicherheit und Gesundheit der Beschäftigten bei der Arbeit beeinflussen. Er hat die Maßnahmen auf Ihre Wirksamkeit zu überprüfen und erforderlichenfalls sich ändernden Gegebenheiten anzupassen. Dabei hat er eine Verbesserung von Sicherheit und Gesundheitsschutz der Beschäftigten anzustreben" (Abschnitt 2, §3, Arbeitsschutzgesetz). Da auch der Träger, insbesondere aber das im Krankenhaus beschäftigte Personal die situative Verantwortung für die Sicherheit der Patienten trägt, sind Vorkehrungen für Großereignisse und Katastrophen sowie die Schulung der Mitarbeiter zwingend erforderlich.

3 Risiken in Krankenhäusern

Fokussierte man sich in der Vergangenheit zum größten Teil auf Brände und Brandgefahren, gewinnen andere Szenarien heute zunehmend an Bedeutung. Auswirkungen der Globalisierung, meteorologische Ereignisse und asymmetrische Bedrohungslagen schaffen ein verändertes Bewusstsein und verpflichten die Verantwortlichen der Krankenhauseinsatzplanung, sich zumindest gedanklich mit einer Vielzahl von Lagen und Szenarien auseinander zu setzen. Durch die Menge von gelagerten chemischen Stoffen und medizinischen Gasen, die besondere Hilfsbedürftigkeit von Patienten und auch die Anwesenheit von psychisch instabilen Personen sind Krankenhäusern besonderen Risiken und einer Vielzahl von potentiellen Gefahren ausgesetzt. Um eine grobe Unterteilung zu ermöglichen, bietet sich die Trennung in interne und externe Lagen an, da bereits in dieser Kategorisierung grundlegende Unterschiede erkennbar sind.

3.1 Interne Gefahrenlagen

In die Kategorie der internen Lagen fallen alle Situationen, die aus dem Klinikbetrieb heraus entstehen oder Ihren Ursprung aus dem Klinikbetrieb haben. Sie sind gekennzeichnet durch die Anforderung, dass nach Bemerken des Ereignisses wenig bis nahezu keine Zeit für die Planung erster Maßnahmen zur Verfügung steht; vordefinierte Abläufe müssen sofort greifen. Die Situation wird als akut bezeichnet. Hierzu gehören insbesondere der Brand oder die Brandentstehung, Explosionen, Verpuffungen, der Austritt von Stoffen (chemische oder biologische Gefährdungen, Radioaktivität), der Ausfall von Energie oder Betriebsmitteln (Strom, Wasser, Klima) sowie das Auftreten und der Verdacht von Infektionskrankheiten mit höherer Sicherheitsstufe. Interne Gefahrenlagen machen zumeist die Rettung von Patienten, Personal und Besuchern aus dem Gefahrenbereich heraus sowie die Klassifizierung von Verletzten, Geschädigten oder Betroffenen in bestimmte Behandlungskategorien notwendig. Durch die Zusammensetzung von gehfähigen und nicht gehfähigen Personen, sowie Patienten, die zu jeder Zeit bestimmter therapeutischer Handlungen bedürfen, gewinnt die zeitkritische Verlegung dieser an besonderer Komplexität. So sind für Patienten auf der Intensivstation oder im OP-Bereich innerhalb des Krankenhauses Räumungsziele festzulegen, die eine behelfsmäßige Weiterführung der Therapie und Überwachung ermöglichen. Weiterhin gehören zu den internen Gefahrenlagen kriminelle oder gar terroristische Handlungen, wie die Androhung einer Bombenexplosion, der Anschlag mit gefährlichen Gütern oder eine Geiselnahme. Die Komplexität der zu treffenden Maßnahmen in kürzester Zeit sowie die erhebliche Einschränkung bis hin zum Totalausfall der Betriebsfähigkeit der Klinik machen eine spezielle Führungsstruktur notwendig.

3.2 Externe Gefahrenlagen

Zu den externen Lagen können alle Situationen gezählt werden, die ihren Ursprung nicht innerhalb des Krankenhausbetriebes haben, diesen jedoch besonders fordern oder einschränken können. Als klassisch zu bezeichnen ist in dieser Kategorie der Massenfall von Verletzten unterhalb der Katastrophenschwelle (MANV). Oft genutztes Beispiel ist der Unfall eines Reisebusses, wo durch ein Ereignis eine Vielzahl von Personen zu Schaden kommt. In Abhängigkeit der Struktur des Krankenhausstandorts (Landkreis / kreisfreie Stadt) werden der reguläre Rettungsdienst sowie die Krankenhäuser in bestimmter Form belastet. In Landkreisen ist ein solches Ereignis durch die Rettungskräfte und Kliniken im Allgemeinen deutlich schwieriger zu bewältigen, da sich meist nur einzelne oder wenige Krankenhäuser in räumlicher Nähe befinden und die beweglichen Rettungsmittel oftmals weite Strecken zurücklegen müssen. Dadurch ergibt sich tendenziell keine kontinuierliche Patientenanlieferung, sondern es muss mit einem hohen Patientenaufkommen in kurzer Zeit gerechnet werden. Hierfür werden in der Klinik bestimmte Verfahrensanweisungen und Vorkehrungen zur Lenkung großer Patientenströme benötigt. Teilweise kann es notwendig sein, die reguläre Notaufnahme zu sperren und eine behelfsmäßige Notaufnahme einzurichten, mit der ein solches Patientenaufkommen besser zu bewältigen ist. Zu den externen Gefahrenlagen gehören weiter beispielsweise Brände von Gebäuden in direkter Nachbarschaft zur Klinik, die jedoch im weiteren Verlauf durch Brandrauch gefährdet werden kann.

3.3 Zukünftige Gefährdungen

Durch den konstanten Wandel der Gesundheitsbetriebe, aber auch durch Veränderungen in der Weltpolitik müssen sich auch Unternehmen in Deutschland auf Bedrohungen vorbereiten, für die in der Vergangenheit keine Notwendigkeit bestand. Verschiedene Risikofaktoren treffen auch auf Krankenhausbetriebe zu. Dazu gehört der Bereich der Informationstechnologie, der durch immer größere Komplexität und stetig steigende Abhängigkeit gekennzeichnet ist, aber auch die Risikofaktoren Organisation (Outsourcing unternehmenskritischer Infrastrukturen) und Mensch (Menschliches Versagen, mangelndes Sicherheitsbewusstsein, kriminelle Handlungen) (vgl. BMI, Konzept zum Schutz kritischer Infrastrukturen, S.10-11). Krankenhäuser zeichnen sich durch Ihre erhöhte Vulnerabilität und gleichsam durch ständige Präsenz in der Öffentlichkeit aus. Dadurch können sie im Zuge asymmetrischer Bedrohungslagen Ziel von terroristischen Anschlägen werden. Die weithin verbreitete Meinung, die Moral würde eine Verschlimmerung bestehenden Leidens verbieten, trifft schon lange nicht mehr zu. So wurden in der jüngeren Vergangenheit bei kriegerischen oder bürgerkriegsähnlichen Auseinandersetzungen bewusst Krankenkraftwagen und Krankenhäuser unter Beschuss genommen, auch wenn diese unter dem Schutz der Genfer Konventionen standen. Die Überschreitung dieser vermeintlich westlich-moralischen Hemmschwelle bietet entsprechenden Gruppierungen einen zusätzlichen Reiz, auch Krankenhausbetriebe müssen sich in Zukunft mit diesem Thema zumindest vorab gedanklich auseinander setzen.

3.4 Alarm- und Einsatzplanung

Um einerseits der Detailreiche der möglichen Szenarien und andererseits der erforderlichen Flexibilität der Einsatzplanung Rechnung zu tragen, müssen einzelne Abschnitte der Organisation von Großereignissen genauer betrachtet werden. Zunächst erfolgt eine begriffliche Definition, anschließend ein Blick auf die erforderlichen Führungsstrukturen sowie die Betriebsorganisation in Ausnahmefällen durch Alarmstufen und Evakuierungsmaßnahmen. Der Abschluss des Kapitels diskutiert das Verfahren sowie die Abwägungen in der Erstellung einer Einsatzplanung.

4 Begriffsdefinitionen

In der Vergangenheit wurden verschiedene Begriffe über das vorliegende Thema synonym verwendet. Sehr gebräuchlich ist auch heute der Begriff „Katastropheneinsatzplan", „Katastrophenplan" oder eine weitere, ähnliche Abwandlung des Begriffs. Bei genauer Betrachtung fällt jedoch auf, dass der Begriff einer Katastrophe genauer definiert ist: „Eine Katastrophe [...] ist ein Ereignis, welches das Leben, die Gesundheit, oder die lebensnotwendige Versorgung zahlreicher Menschen, bedeutender Sachgüter oder in erheblicher Weise die Umwelt in so außergewöhnlichem Maße gefährdet oder schädigt, dass Hilfe und Schutz wirksam nur gewährt werden können, wenn verschiedene Einheiten und Einrichtungen des Katastrophenschutzdienstes, sowie die zuständigen Behörden, Organisationen und die sonstigen eingesetzten Kräfte unter einheitlicher Leitung der Katastrophenschutzbehörde zusammenwirken" (§1, Landeskatastrophenschutzgesetz Schleswig-Holstein). Eine Katastrophe ist demnach ein Ereignis von so großem Ausmaß und von solcher Dauer, dass das Innenministerium des Landes die Koordinierung sämtlicher Maßnahmen übernehmen muss. Selbstverständlich kann ein Krankenhaus von einer Katastrophe betroffen sein. Auf nahezu alle Szenarien, auf die im Vorfeld eingegangen wurde, trifft diese gesetzliche Definition jedoch nicht zu. Auch wenn für ein Ereignis bestimmten Ausmaßes im allgemeinen Sprachgebrauch die Bezeichnung „Katastrophe" verwendet wird, ist dieses jedoch sachlich falsch. Hierfür müssen mehrere Kriterien, wie der Umfang und die Dauer, in einem gewissen Maße erfüllt sein. Beispielsweise waren das Zugunglück von Eschede oder der Feuerwerksfabrikbrand im niederländischen Grenzgebiet bei Enschede keine Katastrophen, obwohl im ersten Fall eine Vielzahl von Personen geschädigt; im zweiten Fall eine Stadt zu großen Teilen in Trümmern lag und beide Ereignisse eine extrem große Mengen an Ressourcen in Anspruch genommen haben. Demgegenüber war das Elbehochwasser im Jahr 2002 eine festgestellte Katastrophe, weil die neben dem Umfang auch das zeitliche Kriterium erfüllt war. Dies wird ein isoliertes Ereignis innerhalb eines Krankenhausbetriebes jedoch in nahezu allen Fällen nicht erfüllen. Kliniken in maximalen Größenordnungen haben stets in direkter Nachbarschaft weitere Krankenhäuser, auf die eine Verteilung der Patienten auch bei einer Totalevakuierung möglich ist. Die Szenarien, die innerhalb eines Krankenhauses auftreten, werden durch den Begriff der Katastrophe also nicht erfasst. Die Beteiligung eines Krankenhauses an einer Katastrophe ist demgegenüber jedoch sogar wahrscheinlich und erwähnenswert. Selbst der gesetzliche Begriff der „Alarm- und Einsatzplanung" erfüllt den Anspruch auf Universalität nicht zur Gänze, da dieser mehr das Verfahren zur Erstellung an sich beschreibt. Vielmehr bietet sich an, die Bezeichnung „Organisation von Großereignissen und Katastrophen (OGK)" zu verwenden, um den Situationen innerhalb der Klinik und überörtlichen Schadenslagen beiderseits Rechnung zu tragen.

4.1 Alarmorganisation

Die Meldung von Großereignissen erfolgt innerhalb des Krankenhauses grundsätzlich auf zwei Wegen: Interne Ereignisse werden durch Mitarbeiter, Patienten oder Besucher bemerkt und dann gemeldet oder durch automatisierte Prozesse erfasst und verarbeitet (Brandmeldeanlage, Rauch- oder Gasmelder). Das Erkennen der Situation erfolgt also innerhalb der Klinik und wird dann der zuständigen Stelle, wie der Rezeption oder der Telefonzentrale bekannt gemacht und von dort den Leitstellen der Behörden und Organisationen mit Sicherheitsaufgaben (BOS) weitergemeldet. Kenntnis über externe Ereignisse bekommt die alarmannehmende Stelle in der Regel von der Leitstelle der Polizei, der Feuerwehr oder des Rettungsdienstes. In beiden Fällen muss innerhalb des Alarmierungsprozesses eine strukturierte Sammlung, Filterung und Weitergabe von Informationen gewährleistet sein und die zuständige Instanz zur Regelung außergewöhnlicher Vorkommnisse im Krankenhaus in Kenntnis gesetzt werden. Sowohl bei internen als auch bei externen Ereignissen müssen die Organisationseinheiten (z.B. Stationen) Kenntnisse über die Situation und die von ihnen zu treffenden Maßnahmen erhalten. In der praktischen Umsetzung geschieht dies durch Alarmstufen. Hierbei ist es sinnvoll, nicht eine Alarmstufe für die gesamte Klinik auszurufen, sondern Organisationseinheiten situations- und bedarfsgerecht handeln zu lassen. Ebenso sollten die Alarmstufen aus Gründen der Übersichtlichkeit nicht zu viele Abstufungen enthalten. Die Verknüpfung von vordefinierten Handlungsanweisungen, wie Checklisten oder Auftragsblättern mit konkreten Anleitungen über die zu treffenden Maßnahmen jeweils pro Alarmstufe, kann in der ersten Phase des Ereignisses eine wertvolle Entlastung der leitenden Institution sein. Zu beachten ist – wie bei der gesamten Entwicklung der Organisation von Großereignissen und Katastrophen – das die entsprechenden Handlungen tageszeitunabhängig ausführbar sind. Insbesondere während der Nachtzeit ist die Situation dadurch gekennzeichnet, dass Leitungs- und Führungsfunktionen sowie ein Grossteil des regulären Personals nicht zur Verfügung stehen. Es kann durchaus notwendig sein, dass während der Nachtzeit die Herbeiführung dienstfreien Personals unumgänglich ist, um eine Kapazitätserweiterung zu ermöglichen. Zu diesem Zweck sind die Erreichbarkeiten der Angestellten in jedem Fall so zu hinterlegen, dass eine Nachalarmierung der dienstfreien Kräfte einerseits schnell möglich ist, andererseits dem Datenschutz jedoch Rechnung getragen wird. Viele Krankenhäuser setzen hierzu auf Telefonlisten, die in Kettenform oder im Schneeballsystem genutzt werden. Kettenform bedeutet, dass ein Glied der Kette (Teilnehmer) jeweils ein anderes anruft. Im Schneeballsystem ruft ein Teilnehmer jeweils drei oder mehr weitere Teilnehmer an, die ihrerseits wieder drei Teilnehmer anrufen. Reißen beide Systeme in der Frühphase durch Nichterreichbarkeit ab, so kommt der gewünschte Kaskadeneffekt nicht zustande und die Alarmierung versagt, ohne das dies zeitnah bemerkt werden kann. Das reine Abarbeiten von Telefonlisten kann bereits vor Beginn nicht den gewünschten Effekt vieler Anrufe in kurzer Zeit erbringen, da davon ausgegangen werden kann, das pro manuell durchgeführtem Ruf in der Regel 90-120 Sekunden vergehen (Eigenversuch). Mit einem Anrufer sind so in 30 Minuten lediglich 15 Teilnehmer zu erreichen. Die effektive Benachrichtigung dienstfreien Personals kann somit lediglich nur mit mehreren Anrufern in Telefonlistenform oder durch eine technische Lösung eines externen Dienstleisters erfolgen. Von großem Vorteil ist die Kenntnis über die Rückmeldungen bzw. Antworten der benachrichtigten Personen und der daraus zu erwartenden Personalmenge.

4.2 Leitung des Krankenhauses während des Ereignisses

Ein Grossteil der kritischen Ereignisse in einer Klinik findet zwischen 20:00 und 06:00 statt (vgl. Wichert, Brandschäden, 2001). In dieser Zeit ist die Geschäftsführung oder Unternehmensleitung jedoch nicht routinemäßig vor Ort, sondern muss erst den Weg zur Klinik vom Wohnort aufnehmen. Trotzdem sieht eine Vielzahl von Plänen die Geschäftsführung auch als leitende Funktion während eines Großereignisses vor. Die ersten Minuten nach einem Ereignis sind jedoch essentiell, um eine Ausweitung zu verhindern und die entstehende Chaosphase zu verkürzen. Gleichzeitig besitzt die Unternehmensleitung oder Geschäftsführung zwar die

Fähigkeit, ein Krankenhaus im Routinebetrieb zu leiten – im Falle eines Großereignisses sind jedoch weniger betriebswirtschaftliche Kenntnisse erforderlich, sondern organisatorische, medizinisch-pflegerische und technische Aspekte stehen im Vordergrund. Der Begriff der organisatorischen Kompetenz beschreibt hier auch nicht das tägliche Geschäft, sondern die Fähigkeit zur Leitung und Führung einer Vielzahl von Personen in einer Ausnahmesituation. Hierfür sind entsprechende Schulungen und Trainings unumgänglich. Ähnlichkeit besitzen diese Situationen mit Einsätzen der Feuerwehren oder in der Notfallmedizin; Erfahrungen in diesem Bereich können ein wertvoller Beitrag sein. Die Anforderungen für eine effektive Organisation sind medizinisches Wissen und Lenkung von Patientenströmen, Koordination von Personal sowie von Ressourcen und genaue Kenntnis des Krankenhauses und der darin befindlichen Technik als Ansprechpartner für die Feuerwehr. Zusammen mit der Anforderung, auf dieses Wissen tageszeitunabhängig zugreifen zu können, liegt die Schlussfolgerung nahe, Personenkreise gezielt auf diese Aufgaben vorzubereiten, die in Ihrer Funktion ständig im Krankenhaus anwesend und gleichzeitig auch mit einer hohen Wahrscheinlichkeit von Ihrer Aufgabe abkömmlich sind. Die daraus zu bildende Institution wird in allen Literaturquellen nahezu einstimmig als „Krankenhauseinsatzleitung (KEL)" bezeichnet. Dieser Begriff impliziert zum einen eine Zugehörigkeit auf einer Ebene mit den Einsatzleitungen des Rettungsdienstes und der Feuerwehr, gleichzeitig jedoch auch eine Abgrenzung zu diesen. Um ein Optimum aus einer effektiven Bündelung von Kompetenzen und einer frühestmöglichen Handlungsfähigkeit zu erreichen, bietet sich die Besetzung der Krankenhauseinsatzleitung durch höchstens drei gleichberechtigte Personen an: einem koordinierenden Arzt, einer koordinierenden Pflegekraft und eines koordinierenden Technikers. Es ist vertretbar, wenn der Techniker im Rahmen seines Bereitschaftsdienstes nachrückt, wenn seine Eintreffzeit relativ kurz ist. Essentiell für den gesamten Verlauf ist die Weisungsbefugnis der Krankenhauseinsatzleitung allen anderen Mitarbeiten gegenüber, dies stellt durch den Aufbruch täglicher Klinikhierarchien eine besondere Herausforderung an alle Beteiligten dar.

4.3 Räumung und Evakuierung

Bei einer Vielzahl von internen Ereignissen wird es erforderlich sein, Patienten, Mitarbeiter und Besucher aus dem Bereich der Gefahreneinwirkung in Sicherheit zu bringen. Häufig werden die Begriffe „Räumung" und „Evakuierung" synonym gebraucht. Tatsächlich bestehen jedoch Unterschiede im Hinblick auf Zeitmanagement, Entscheidungsfindung und die Durchführung. Evakuierung ist - vom technischen Verständnis abgeleitet - sinngemäß die Bezeichnung der Entleerung eines Gebietes oder Raumes, wobei angemerkt sei, dass die in den Medien gerne verwendete Bezeichnung der Evakuierung von Menschen zumindest stilistisch fragwürdig ist, da Menschen an sich nicht entleert werden können. Der Vorgang einer Evakuierung wird vom Bundesamt für Bevölkerungshilfe und Katastrophenschutz als eine von Leitungskräften am Einsatzort abgestimmte, geplante und vorbereitete Maßnahme verstanden, die in der Durchführung durch eine Instanz überwacht und gelenkt wird und voraussichtlich von größerer Dauer ist (vgl. Roesberg, Krankenhausalarmplanung). Daher kann die Räumung als gegenteilig betrachtet werden und beschreibt eine Tätigkeit, die spontan durch anwesende Kräfte in den ersten Minuten nach Eintritt des Ereignisses durchgeführt wird und nach kürzerer Zeit rückgängig gemacht werden kann. So wäre die Rettung von Patienten durch das Pflegepersonal aus einem verrauchten Raum heraus in den nächsten sicheren Brandabschnitt als Räumung zu bezeichnen und die mit der Krankenhauseinsatzleitung, der Feuerwehr und dem Rettungsdienst einvernehmlich getroffene Entscheidung zur Verlegung von Patienten eines Krankenhausflügels an einen anderen Ort als Evakuierung. Weiterhin ist die Evakuierung durch eine erhöhte Ressourcenbindung (Rettungskräfte, Medizintechnik, Fahrzeuge) gekennzeichnet und muss daher nach Eintritt des Ereignisses von den entsprechenden Leitungs- und Führungskräften abgestimmt werden. Trotz der Abgrenzung können sich Räumung und Evakuierung in der Praxis ergänzen, so kann eine Räumung erforderlich sein und bereits begonnen haben, wenn eine Evakuierung noch geplant wird. Betrachtet man in einem Brandfalle die Widerstandsfähigkeit von Bauteilen (Feuerschutzabschlüsse), so müssen diese im Krankenhaus entsprechend der gültigen Bauordnung mindestens 30 Minuten (Flurwände), 60 Minuten (Brandschutztüren) sowie 90 Minuten (Decken) betragen (vgl. Haag, Online-Projekt Notfallevakuierung). Es kann nicht sichergestellt werden, dass in weniger als 30 Minuten die Evakuierungsvorbereitungen vollständig abgeschlossen sind, daher wird in dieser Zeit eher eine Räumung stattfinden müssen. Im Falle einer Evakuierung werden in der Regel wesentlich mehr Patienten und Rettungskräfte betroffen sein als bei einer Räumung. In Abhängigkeit des Evakuierungsumfangs – Teil- oder Totalevakuierung der Klinik) stellt dies erhöhte Anforderungen an die Logistik der Einsatzleitungen. Leitfrage ist hierbei, in welcher Zeit unter Berücksichtigung des zur Verfügung stehenden Personals eine Evakuierung abgearbeitet sein wird. Logisch erscheint, dass eine Verschiebung der Patienten auf horizontaler Ebene wesentlich schneller geschehen kann als eine vertikale. In der Situation einer Evakuierung ist zumeist jedoch ein gesamter Gebäudeabschnitt bzw. –komplex betroffen, so dass ein vertikaler Transport der Patienten unumgänglich ist. Verschärft wird die Situation dadurch, dass genau in einer solchen Situation die Benutzung der Aufzüge sehr häufig aufgrund brandschutztechnischer Vorschriften untersagt ist. Ohne bestimmte bauliche Veränderungen, wie spezieller Schutz der elektrischen Schaltanlagen sowie der Kabeltrassen ist die Nutzung der Aufzüge untersagt; der Weg der Patienten muss also über den so genannten zweiten unabhängigen Fluchtweg - das Treppenhaus - geschehen. Um Erkenntnisse über die Bindung von Personal sowie der erforderlichen Zeit zu bekommen, wurde 1998 im Klinikum Krefeld die Übung „Evacuation exercise `98" durchgeführt. Gegenstand der Übung war die Evakuierungssimulation eines Gebäudekomplexes mit normaltherapiepflichtigen Patienten. Das Rettungspersonal wurde von einer Personalsammelstelle in das betreffende Gebäude geschickt, nahm dort jeweils mit 4 Personen einen Patienten unter Zuhilfenahme regulärer Einsatzmittel wie Tragen oder Rettungstüchern auf und verbrachte diesen aus dem Gebäude heraus in den Patientensammelraum. Die Transportzeiten wurden in den Sammelräumen, auf dem Weg zum Übungsgebäude sowie im Übungskomplex selbst gemessen. Die Auswertung der aufzugunabhängigen Transportzeiten unter Berücksichtigung der jeweils zu absolvierenden Wegstrecken ergab die durchschnittliche Zeit von einem Meter pro Sekunde bzw. einer Etage pro Minute. Bezieht man die durchschnittlich errechnete Zahl liegendtransportpflichtiger Patienten ein, so wurden als Ergebnis der kumulativen aufzugunabhängigen Transportzeit für 120 liegende Patienten multipliziert mit der individuellen Transportzeit (abhängig von der Etagenhöhe) 25 Stunden Evakuierungszeit errechnet (vgl. Gretenkort, 2007). Mit Sicherheit lässt sich dieses erstaunliche Ergebnis mit entsprechendem Mehraufwand an Personal verbessern. Geht man jedoch davon aus, das für eine lang angekündigte und geplante Übung auch in einer Stadt der Krefelder Größe mehr Personal als in einem Ernstfall zur Verfügung steht, gewinnt dieses Ergebnis zunehmend an Brisanz. Jedoch wurden in diesem Modell lediglich liegendtransportpflichtige Patienten betrachtet und bei allen Patienten ein gleiches Maß an Transportvorbereitungsumfang angenommen. Es empfiehlt sich, die tatsächliche Zusammensetzung des Patientenguts genauer zu betrachten und eine Einteilung in Kategorien vorzunehmen, die jeweils spezifische Zeiteinheiten zur Vorbereitung und Durchführung der Evakuierung in Anspruch nehmen.

Die anlässlich einer Krankenhausverlegung durchgeführte Untersuchung des Brandschutzamtes Leipzig hat ergeben, dass mit zunehmender Einsatzdauer und damit steigender Handlungssicherheit die Transportzeit von der Station in das Transportmittel (Krankenkraftwagen) sinkt (vgl. Heitmann, 2002). Ergebnis der durchgeführten Untersuchung ist eine Berechnungsmöglichkeit von Evakuierungsdauer bei einem gegebenen Personalbestand und notwendigem Kräfteeinsatz für eine definierte Evakuierungszeit. Ebenso ist hier die Betrachtung spezifischer Zeiten möglich. Stehen alle benötigten Transportmittel und -kräfte bereit, erfolgt die Berechnung der Evakuierungszeit durch: $t_{ges} = \{t_{erk} + t_{Pkat} + [t_{takt} \times (\sum_{pat} - 1)]\} \times 1,10$; wobei t_{ges} = Gesamtzeit, T_{erk} = Erkundungszeit, t_{Pkat} = Zeit pro Patientenkategorie, t_{takt} = Beladungstakt je Patientenkategorie, $\sum_{pat}$ = Anzahl der Patienten und 1,10 = 10% Sicherheitsfaktor, der individuell angepasst werden kann. Die Berechnung des notwendigen Kräfteeinsatzes bei gegebenen Zeitumfängen wird beschrieben durch k_{ges} = [{k_{Pkat} x (t_{Pkat} + t_{takt} + $t_{rück}$)}/t_{takt}] x 1,50 ; wobei k_{ges} = Anzahl Gesamtkräfte, k_{Pkat} = Kräfte pro Patient einer Kategorie, t_{Pkat} = Zeit pro Patientenkategorie, t_{takt} = Beladungstakt je Patientenkategorie, $t_{rück}$ = Rückkehrzeit der Transportkräfte und 1,50 = 50% als Reserve und Wechselkräfte gelten (vgl. Heitmann, 2002). Gemeinsamkeit beider Formeln ist, dass Ihre Validität weiterhin überprüft werden muss, dennoch können Sie als Planungsgrundlage und -hilfe herangezogen werden. Es empfiehlt sich, Einzelberechnungen pro Patientenkategorie durchzuführen und entsprechend zu einer Gesamtzeit zu summieren. Um einen angemessenen Erfolg bei Räumungs- und Evakuierungsmaßnahmen zu gewährleisten, sind für den Fall der Verlegung einzelner Abschnitte innerhalb des Krankenhauses Ziele zu definieren, die Patienten anderer Bereiche aufnehmen können. Die Patienten verbleiben dabei weiterhin im Krankenhausbetrieb selbst. Ist eine Verlegung der Patienten in andere Kliniken unumgänglich, so ist dieses für jeden Einsatz individuell vor Ort abzustimmen. Hierbei steht die Vielzahl möglicher Szenarien als Planungsaufwand in keinem sinnvollen Verhältnis zum effektiven Nutzen.

5 Durchführung der Planungen

Nachdem unterschiedliche grundsätzliche Aspekte vorgestellt wurden, soll der Blick auf die konkretere Umsetzung der Planung zur Organisation von Großereignissen und Katastrophen gelenkt werden. Obwohl sich in der Literatur die Autoren in den grundsätzlichen Aspekten weitestgehend einig sind, werden die direkteren Umsetzungen zum Teil kontrovers diskutiert.

5.1 Ziele der Organisation von Großereignissen und Katastrophen

Grundsätzlich tritt insbesondere nach internen Ereignissen eine Chaosphase ein, in der keine definitive Struktur zur Bewältigung des Ereignisses vorherrscht. Primäres Ziel der Organisation von Großereignissen und Katastrophen ist es, diese Chaosphase so kurz wie möglich zu halten. Sekundäre Ziele sind nach Beendigung der Chaosphase der Aufbau einer Organisation, welche die Abwicklung der zusätzlichen Aufgaben erlaubt und den erhöhten internen und externen Informationsbedarf befriedigen kann (vgl. Hersche, 2006). Hierzu sind insbesondere in Krankenhaushauskonzernen bestehende Verfahrensanweisungen zur Krisenkommunikation zu berücksichtigen. Weiterhin muss bei externen Lagen für die bereits im Krankenhaus befindlichen Patienten sichergestellt sein, dass für diese ein ordnungsgemäßer Betrieb weiterhin gewährleistet ist. Ferner müssen Vorraussetzungen erfüllt sein, damit im Krankenhaus weiterhin Individualmedizin verfügbar ist; an einer externen Schadensstelle mit einer hohen Zahl von Verletzten oder Erkrankten wird ohnehin bereits Massenmedizin im Sinne des Katastrophenschutzes betrieben. Die Organisation muss Verfahren vorsehen, die eine rasche Erhöhung der Aufnahme- und Behandlungskapazität zulassen, ebenso wie die Sichtung und Registrierung der Geschädigten und Betroffenen. Dies wird beispielsweise durch das Absagen elektiver Eingriffe sowie durch Bildung zusätzlicher OP-Teams erreicht. Dennoch kann eine Vervielfachung der Versorgungskapazität nie gänzlich ohne Abstriche in der individuellen Patientenversorgung geschehen – für diesen Fall müssen die Planungen so abgestimmt sein, dass sich dieser Verlust auf ein Minimum reduziert. Ab einer gewissen, für den Krankenhausbetrieb spezifischen Aufnahmezahl von Patienten ist dies jedoch unvermeidlich. Dieser kritische Bereich sollte im Rahmen der Planungen zumindest näherungsweise identifiziert werden. Weiterhin muss der Plan Anweisungen enthalten, wie der Verkehr während des Ausnahmebetriebes möglichst störungsfrei zu abzuwickeln ist. Häufig sind Notfallaufnahmen baulich so beschaffen, dass lediglich eine geringe Zahl Krankenkraftwagen die Wege störungsfrei nutzen kann, Einsatz- und Großfahrzeuge der Feuerwehren sind nicht mit einkalkuliert.

5.2 Logistikanforderungen

In der Zeit des Outsourcing und Just-in-Time Lieferungen können sich mit Blick auf die Alarm- und Einsatzplanung Schwierigkeiten ergeben. Insbesondere regional in der Materialbeschaffung zentralisierte Klinikverbände können aus der regulären Lagerhaltung heraus den Bedarf für einen Massenfall von Verletzten – aufgrund welchen Ereignisses auch immer – nicht ohne weiteres decken. Mit Sicherheit ist es wenig zielführend, für jedes erdenkliche Ereignis für möglichst große Patientenzahlen in jedem Krankenhaus ein spezielles Lager einzurichten, eine solche Kapitalbindung wäre nicht sinnvoll. Als Konsequenz aus einer Risikoanalyse der Klinik, der statistischen Häufigkeit eingetretener klassifizierter Ereignisse in Deutschland und der Schnittmenge aus den bei verschiedenen Lagen notwendigen Materialen ergeben sich erste Anhaltspunkte über die zu bevorratende Art und Menge. Diese muss dann mit einer Einschätzung verbunden werden, wie viele Patienten das Krankenhaus als einerseits maximal und andererseits als wahrscheinlich geltend aufnehmen könnte. Hier wird eine genaue Abstimmung mit den örtlichen Behörden und Organisationen mit Sicherheitsaufgaben notwendig – vielerorts kaufen Krankenhaus und Rettungsdienst über dieselbe Zentralapotheke ein. Bedienen sich beide Institutionen im Krisenfalle ohne vorherige Absprachen aus dem Lagerbestand, sind gravierende Folgen für den Gesamteinsatz möglich. Im schlimmsten Falle würden beispielsweise Infusionen in der Klinik für Patienten bereit liegen, die jedoch nicht mehr benötigt werden – weil sie am Schadensort fehlten.

5.3 Erstellung des Plans zur Organisation von Großereignissen und Katastrophen

Eine zweckmäßige Gliederung des Projektes ist obligat. Möglich wäre z.b.: Projektorganisation, Bestandsaufnahme, Risikoabschätzung, Auslegungsszenarien, Konzeption, Detailplanung, Maßnahmenkatalog, Erstellung von Checklisten sowie des Schulungskonzeptes (vgl. Hersche, 2006). Das Projekt kann organisationsbezogen durch ein klinikinternes Team durchgeführt werden, dass alle wichtige Fachbereiche mit einbezieht – Ärztlicher Dienst, Pflegedienst, Technik, Arbeits- und Brandschutz. Die Effizienz kann durch Personen mit speziellen Kenntnissen in diesem Bereich- z.b. Leitende Notärzte - wesentlich erhöht werden. Es ist ebenso möglich, mit der Projektdurchführung einen externen Dienstleister zu beauftragen, um das klinikeigene Personal mit so wenig zusätzlicher Arbeit wie möglich zu belasten. Hier besteht jedoch die Gefahr, dass die spezifischen Bedarfe des beauftragenden Hauses nicht ausreichend gedeckt werden und in einem immer wieder verkauften Plan lediglich die korrekten Telefonnummern notiert und einige andere geringfügige Anpassungen vorgenommen werden. Ein optimales Verhältnis aus Mitarbeiterbelastung und externen Know-how besteht in der Integration eines oder mehreren externen Personen in ein klinikinternes Projektteam aus Vertretern der verschiedenen Fachbereiche. So ist sichergestellt, dass sowohl die Praktikabilität des Plans durch externes Wissen gesichert und andererseits die individuellen Bedürfnisse des Krankenhauses berücksichtigt werden. Die Bestandsaufnahme sichtet alle bereits existierenden Verfahren aus diesem oder einem verwandten Bereich – z.B. die Brandschutzordnung. Ebenso werden die bestehenden Dokumente auf Aktualität hin überprüft. Ziel ist, dass verwandte Themenbereiche ohne Probleme neben den Alarm- und Einsatzplänen existieren, diese sich besser noch ergänzen. Die Risikoabschätzung muss mit Vorsicht durchgeführt werden, zwei Fehler sind zwingend zu vermeiden: Die Annahme, ein Szenario würde es nicht geben und die Beschränkung auf ein Feuer in der Klinik und den Busunfall auf der Autobahn. Tatsächlich sind der Brandausbruch im Krankenhaus und der externe Massenanfall von Verletzten die häufigsten Situationen, mit denen eine Klinik konfrontiert wird, sie sind jedoch keinesfalls die einzigen. In die Risikoabschätzung müssen weiterhin externe Faktoren mit einbezogen werden; beispielsweise die Existenz und Lokalisation eines Hubschrauberlandeplatzes – Rasenfläche oder Dachlandeplatz, die Bedeutung des Krankenhauses in der Region sowie die räumliche Nähe zu Verkehrsknotenpunkten (Unfälle mit Land- oder Luftfahrzeugen, Infektionskrankheiten). In welchem Umfang diese Situationen Basis des Plans werden, ist Bestandteil der Szenarienauslegung. Trotz der zwei angesprochenen Fehler sollte vermieden werden, jede Maßnahme bis ins kleinste Detail zu beschreiben. Das hätte die Folge, dass bereits bei geringen Abweichungen der Ablauf ins Stocken gerät. Das Bundesministerium des

Innern stellt sich mit seiner Empfehlung gegen die Richtlinien der Bayerischen Krankenhausgesellschaft, die sehr detailreich vorgefertigte Pläne anbietet (vgl. BMI, Katastrophenmedizin, S.229). Nach Meinung des Bundesamtes soll die Planung eine gröbere Leitstruktur bieten, die im Schadensfall durch die Einsatzleitung des Krankenhauses auf die aktuelle Situation hin modifiziert werden muss. Ebenso müssen die für das betreffende Klinikum spezifisch erarbeiteten Pläne und Handlungsanweisungen durch die Mitarbeiter auch erfüllbar sein. Eine strikte Einhaltung und Umsetzung der Vorgaben der Bayerischen Krankenhausgesellschaft ist lediglich in Kliniken bestimmter Größenordnungen möglich (vgl. Urban et al, 2006).

Die anschließende Plankonzeption gründet auf den im Krankenhaus zur Verfügung stehenden Faktoren (Menschen, Material) und ergänzt sich um noch zu beschaffendes Material. Sie betrachtet Themen wie Organisation und Führung, Alarmierung, Räumung und Evakuierung, Registrierung von Patienten, Technische Kommunikation sowie Umgang mit Presse und Medien. Sind grundsätzliche Verfahrensweisen entschieden, erfolgt die Detailplanung und Erstellung des Maßnahmenkatalogs. Elementarer Bestandteil einer effektiven Planung ist die Existenz von Checklisten oder Auftragsblättern. Grundsätzlich ist der gesamte Plan in einem Ordner schriftlich zu dokumentieren, diese Ordner sind jedoch in einem Ernstfall äußerst wenig hilfreich. Obwohl in vielen Kliniken die Einsatzvorbereitungen aus nur solch einem Ordner bestehen, ist ausschließlich ein abgestimmtes System aus Checklisten und Auftragsblättern mit implementierten Qualitätssicherungsaspekten funktionsfähig – jedoch auch nur dann, wenn die Mitarbeiter ausreichend geschult sind. In einer im Jahr 2004 durchgeführten Umfrage gaben 84% der Krankenhäuser an, ihre Mitarbeiter lediglich schriftlich eingewiesen zu haben (vgl. Weidringer et al., 2004). Zu einem nachhaltig wirksamen Schulungskonzept gehören nicht nur die Unterweisung aller Mitarbeiter einschließlich neuer Schüler und Praktikanten, sondern ebenso die regelmäßige Wiederholung und die praktische Umsetzung in Form von Übungen.

6 Umsetzung

Anlässlich eines Zertifizierungsverfahren wurde der Vorbereitungsstand der hier vorgestellten Klinik durch Krankenhausmitarbeiter untersucht und dringender Handlungsbedarf festgestellt. Die Klinik ist in einen Konzern eingegliedert, Schwerpunktversorger der Region und befindet sich im Verbund mit zwei weiteren Häusern, eines der Grund- und Regelversorgung sowie eines der Akutversorgung. Die hier vorgestellte Klinik ist Hauptverwaltungssitz der anderen zwei angeschlossenen Häuser und besitzt eine Kapazität von 241 Betten sowie 432 Mitarbeitern (Stand: 05/2007). In ihr sind die Disziplinen der Chirurgie (Allgemein-, Gefäß-, Unfall-

und Visceralchirurgie), Innere Medizin, Pädiatrie und Neonatologie, Anästhesiologie, Gynäkologie und Geburtshilfe sowie der HNO in Belegbettenform vertreten. Das Hauptgebäude ist relativ neu, zu der Klinik gehören noch eine onkologische Tagesklinik in einem Stockwerk eines ehemaligen Krankenhausgebäudes, eine Krankenpflegeschule mit angeschlossener Verwaltung sowie ein Wohnheim. Die Klinik hat aus rettungsmedizinischer Sicht regional besondere Bedeutung; die Intensivstation bietet eine Kapazität von 18 Betten mit einer Eingliederung einer Stroke Unit sowie einer Intermediate Care Einheit. Im Zuge einer lokalen Risikobewertung wird der Stellenwert des Krankenhauses weiter verdeutlicht: Der Landkreis Ostholstein ist durchzogen von der Autobahn A1, die zugleich die Europastrasse 47 ist. Charakteristisch für die „Vogelfluglinie" ist das hohe Verkehrsaufkommen im Vergleich zur sonst ländlichen Struktur. Neben dem stetigen Verkehr in Richtung Skandinavien nimmt der Tourismus in den Sommermonaten eine besondere Stellung ein; die Auslastung der Rettungsdienste und dementsprechend auch der Krankenhäuser ist zu dieser Zeit stark erhöht. Weiterhin findet sehr hoher Anteil von Gefahrgut- und Sondertransporten auf der Autobahn statt. Die betreffenden Krankenhäuser des Klinikverbundes sind dicht entlang der Autobahn gelegen und stehen daher in engem Bezug zu sämtlichen Ereignissen auf der Verkehrsader. Der Autor wurde beauftragt, eine ausführliche Analyse nach den aktuellen Erfordernissen zu erstellen und Lösungsansätze zu erarbeiten. Hier für wurde ein Team aus Ansprechpartnern gebildet, um die Bereiche Medizin, Pflegedienst, Bau und Technik, Arbeitssicherheit sowie Qualitätsmanagement abzudecken. Ebenso wurde vereinbart, dass die Analyse in Absprache mit der Kreisverwaltung sowie der zuständigen Feuerwehr geschieht.

6.1 Themenschwerpunkte

Im Zuge der Projektplanerstellung wurden folgende Themenschwerpunkte definiert: Alarmorganisation und Alarmauslösung; Krankenhauseinsatzleitung; Kommunikationswege; Interne Verkehrsregelung; Externe Verkehrsregelung; Registrierung, Sichtung und medizinische Behandlung, Informations- und Pressedienst, Versorgung und Fähigkeit zur Kapazitätserhöhung. Eine genaue Abgrenzung der Themenbereiche untereinander ist nicht immer vollständig möglich, teilweise greifen die Fragestellungen ineinander über. Die Analyse wurde pro Themenbereich nach dem Ist-Zustand, dem erforderlichen Soll und einer Empfehlung zum weiteren Vorgehen durchgeführt.

6.2 Alarmorganisation und Alarmauslösung

Die relativ neu verfasste Brandschutzordnung des Krankenhauses gibt erste Strukturen vor: Durch die Brandschutzordnung existieren bereits erste Strukturen: Eine Alarmauslösung durch die Brandmeldeanlage informiert die integrierte Rettungsleitstelle des Kreises Ostholstein automatisch, die ihrerseits die Feuerwehr alarmiert. Zur Klärung der Situation stellt die Telefonzentrale zu dem betreffenden Bereich telefonischen Kontakt her und meldet das Ergebnis (Feuer/Fehlalarm/sonstiges) der Rettungsleitstelle; anschließend führt sie eine codierte Hauswarnung über die Lautsprecheranlage durch. Ebenso informiert sie den Brandschutzbeauftragten und benachrichtigt die Klinikeinsatzleitung (KEL). Für eine Nachalarmierung in Bezug auf eine Kapazitätserweiterung erfolgt die Einteilung des Personals laut Brandschutzordnung in Gruppen abhängig von Qualifikation und Wohnortnähe. Die Alarmierungsstruktur soll Ausnahmesituationen flexibel handhaben und die Durchführung der Alarmierung sicher ermöglichen und lageabhängig bedarfsgerechte Maßnahmen vorgeben. Wie bereits erwähnt, benötigt ein manuell durchgeführter Alarmanruf mindestens 90 Sekunden. Technisch basierte Systeme greifen auf eine Vielzahl von Leitungen und Nachrichtenarten (Sprachanruf, SMS, Paging) zurück und können zudem eine Rückmeldung der Anrufempfänger („komme" / „komme nicht") verarbeiten und darstellen. Aufgrund unterschiedlicher Gefährdungsgrade, Lagen und den damit verbundenen zu treffenden Maßnahmen empfiehlt sich je nach Notwendigkeit von Personal und Ausstattung die Festlegung verschiedener Alarmstufen und Alarmierungsszenarien. In diesen Szenarien wird definiert, welche Personenkreise in welcher Reihenfolge zu alarmieren sind. Ebenso wird festgelegt, ob bei bestimmten Personen dauerhafte Anrufversuche so lange durchgeführt werden, bis diese beantwortet sind oder nach einer bestimmten Versuchsanzahl abgebrochen wird.

6.3 Krankenhauseinsatzleitung

Laut Brandschutzordnung besteht die Krankenhauseinsatzleitung aus sieben Bereichen, die in dieser Reihenfolge zu informieren sind: Technischer Dienst + Brandschutzbeauftragter, Diensthabende/r Ärztin/Arzt, Ärztlicher Direktor, Pflegedienstleitung, Bau + Technik, Unternehmensleitung Pflege + Service sowie zwei Geschäftsführer. Weitere Planung in Bezug auf Kompetenzen existiert nicht. Die Krankenhauseinsatzleitung muss in den ersten Minuten nach dem Ereignis bereits handlungsfähig und entscheidungsbefugt sein, um erste Schritte effektiv einleiten zu können und die Chaosphase nachhaltig zu verkürzen. Eine Erweiterungsfähigkeit der Einsatzleitungsstruktur ist optional und empfehlenswert. Die Krankenhauseinsatzleitung muss auf vorher definierte Mittel zugreifen können. Unter der Berücksichtigung, dass pro namentlich genannter Person bis zu vier Telefonnummern hinterlegt sind, würde allein die Alarmierung der Krankenhauseinsatzleitung durch eine Person mindestens 30 Minuten in Anspruch nehmen, hinzu kommt eine mögliche Anfahrt (z. B. in der Nacht). Aufgrund des zeitlichen Alarmierungsaufwandes ist eine - in der dringlichen ersten Phase des Großereignisses - kleine Einsatzleitung wesentlich effizienter und handlungsfähiger. Zudem bietet sich die Benennung von Positionen (technischer Bereitschaftsdienst / diensthabende/r Ärztin/Arzt) an, um zu jeder Tageszeit ein flexibles Modell gewährleisten zu können. Die Information der in der Brandschutzordnung genannten Fachbereiche findet weiterhin statt und kann bei großen Lagen in der zweiten Phase eine erweiterte Einsatzleitung bilden: Hier bietet sich eine Orientierung an die Feuerwehrdienstvorschrift an, die einen Einsatzleiter vorsieht, dem Sachgebietsbeauftragte und Fachberater zuarbeiten. Die Sachgebiete gliedern sich in sechs Bereiche auf: S1 Personal und Innerer Dienst, S2 Lage, S3 Einsatz, S4 Versorgung, S5 Presse und Medien, S6 Information und Kommunikation (vgl. FDV Schl.-Holst. 100). Eine vorherige Festlegung der personellen Besetzung von Sachgebieten innerhalb der erweiterten Krankenhauseinsatzleitung sollte erfolgen. Diese Struktur ermöglicht eine reibungslose Anpassung an andere am Einsatz beteiligte Organisationen und findet im gesamten Katastrophenschutz statt (vgl. Führungsorganisation der Kreise und kreisfreien Städte zur Bewältigung von Großschadenslagen und Katastrophen in Schleswig-Holstein, Land Schl.-Holst.). Die Krankenhauseinsatzleitung sollte auf zwei voneinander entfernte, vorher definierte Räume als jeweiligen Stabsraum zugreifen können. Die Krankenhauseinsatzleitung muss durch farblich der Feuerwehrdienstvorschrift angepasste Überwürfe/Westen kenntlich gemacht werden und untersteht der technischen Einsatzleitung des Kreises Ostholstein. Eine Kompetenzdarstellung und Abgrenzung zu anderen Einheiten wird in Organigrammen entwickelt und das Vertretungsrecht gegenüber Dritten (Ämter, Presse) dargestellt.

6.4 Kommunikationswege und -mittel

In der betreffenden Klinik wird ein hausinternes Telefonsystem mit ortfesten und mobilen Geräten genutzt. Die Kurzwahl-, Handy- und privaten Festnetztelefonnummern wichtiger Personen sind in der Brandschutzordnung hinterlegt, ferner existiert ein Telefonverzeichnis. Durch bauliche Strukturen sind die mobilen Haustelefone innerhalb des Krankenhauses teilweise ohne Netzabdeckung. Die Einsatzkommunikation soll in jedem Fall gewährleistet und redundant gesichert sein; sie müssen auch bei einem Ausfall der Strom- und Notstromeinrichtungen nutzbar bleiben. Es besteht eine gewisse Redundanz durch interne Akkumulatoren in den mobilen Haustelefonen und Netzeinrichtungen, diese können jedoch nur eine kurze Zeit überbrücken. Die Hilfestellung der Feuerwehr kann im Einsatzfall nicht als wahrscheinlich gelten und würde erst spät erfolgen – die Kommunikation muss jedoch auch in den ersten Minuten nach einem Ereignis nutzbar sein. Zur Kommunikation im Einsatz und der Koordinierung von Einsatzabschnitten bietet sich neben der Telefonverbindung der Sprechfunkverkehr an, dieser erleichtert durch das Verfahren auch die Weitergabe an Informationen an viele

Teilnehmer (eine Meldung auf dem Funkkanal – alle Teilnehmer hören mit). Kanalbelegungen und Codierungen ermöglichen ein flexibles aus- und eingliedern von taktischen Einheiten und Einsatzabschnitten. Die Gerätebeschaffung erfolgt in Abhängigkeit technischer Merkmale (z.b. Sendeleistung), der Standortgröße und der Anzahl auszustattender Teilnehmer. Verfahren und Arbeitsanweisungen zur korrekten Kommunikation im Funkverkehr sowie ein klinikinternes Rufnamensystem sind zu entwickeln.

6.5 Interne Verkehrsregelung

Im Standort existiert keine Verfahrensanweisung zur internen Verkehrsregelung bei außergewöhnlichen Ereignissen. Zu der internen Verkehrsregelung wird das rettende Verbringen von Personen aus einem Gefahrenbereich heraus in einen vorher definierten Zielbereich gezählt. Entsprechende Ziele sollen und für Räumlichkeiten eine Doppelfunktion festgelegt sein. Weiterhin zählt zu diesem Bereich die Lenkung größerer Patientenströme, welche im Punkt 6.7 separat behandelt wird. Anzustreben sind zunächst horizontale Kapazitätsverschiebungen, sind diese nicht möglich, vertikale Wege. Da insbesondere im Bereich der peripheren Stationen zur Verfügung stehende Personal begrenzt und der zweite unabhängige Fluchtweg über die Treppe vorgesehen ist, muss dringlich die Beschaffung von entsprechenden Hilfsmitteln diskutiert werden. Grundsätzlich muss eine Rettung von Patienten durch das anwesende Personal geschehen. Dies kann jedoch nur in Bezug auf Zeit und Ressourcen durch so genannte Evakuierungseinlagen optimiert durchgeführt werden. Dieses Hilfsmittel wird in der Bettenzentrale bei der Vorbereitung frischer Patientenbetten unter jede Matratze – ähnlich eines handelsüblichen Matzratzenschoners – gespannt und ist auf der Unterseite so beschaffen, um auf jedem möglichen Untergrund zu gleiten. Im Einsatzfalle fixiert die Pflegekraft den Patienten auf der Matratze mit an der Evakuierungseinlage befestigten Gurten, senkt das Patientenbett auf die niedrigste Stufe ab, dreht den Patienten auf der Matratze um 90 Grad und zieht ihn mit dem Fußende voran vom Bett auf den Boden. Auf dem Boden wird der Patient von der Pflegekraft zur Treppe und diese hinunter in den nächsten sicheren Abschnitt geschleift. Durch das Eigengewicht des Patienten geschieht das Ziehen die Treppe hinunter sehr leicht; das Schleifen auf einer Ebene ist durch die Beschichtung der Einlage ebenso ohne weiteres möglich. Eine geübte Pflegekraft ist in der Lage, diesen Vorgang innerhalb von 90-100 Sekunden durchzuführen. Um den Zielbereich zu definieren, in den gerettete Personen verbracht werden, müssen für jede patientenführende Organisationseinheit Räumungspläne erstellt werden. Diese sind im Rahmen einer Schulung den Mitarbeitern bekannt zu geben und in den betreffenden Bereichen gut sichtbar zu hinterlegen. Für die Bereiche spezieller Therapieverfahren und besonders immobiler Patienten (Intensivstation, OP-Bereich) sind weitere Anforderungen zu berücksichtigen, so müssen lebensnotwendige Maßnahmen auch im Zielbereich weiterhin durchzuführen sein.

6.6 Externe Verkehrsregelung

Externe Organisationen haben keine Kenntnis über Verkehrswege auf dem Klinikgelände, spezielle Zufahrten oder Bereitstellungsräume bei außergewöhnlichen Ereignissen. Eine Zuteilung würde spontan durch die Einsatzkräfte erfolgen. Ebenso besitzen die Mitarbeiter keine Kenntnis darüber, welche Parkflächen sie im Fall einer Nachalarmierung nutzen können. Unter Umständen entstehen gravierende Probleme bei der gleichzeitigen Nutzung von Park- und Abstellflächen.

Den Einsatzleitungsorganen der Feuerwehr und des Rettungsdienstes sollte im Vorwege bekannt sein, welche Fläche als Bereitstellungsraum genutzt werden können und welche eventuell nachrückenden Mitarbeitern als Parkfläche zur Verfügung stehen. Eine im Vorfeld definierte Ordnung des Raumes ist den Einsatzleitungen zur Kenntnis zu geben. Zur effektiven Bewältigung eines Ereignisses müssen Bereitstellungsräume, Parkflächen für nachrückende Mitarbeiter und Fahrtrichtungen für Rettungs- und Krankenkraftwagen im Vorwege definiert und im Ernstfall schnell aufzufinden sein. Der Feuerwehr muss jede Fläche zur Verfügung zu stehen, damit bei einem Brand von jeder Position aus eine Bekämpfung stattfinden kann. Es sollte im Interesse des Krankenhauses sein, Absprachen der Feuerwehren und Hilfsorganisationen untereinander im Hinblick auf Einsätze innerhalb des Klinikgeländes anzuregen. Eine im Einsatzfall schnell aufzubauende optische Leitung von Einsatzfahrzeugen bedarf der Entwicklung und Einbindung in die Einsatzplanung.

6.7 Registrierung, Sichtung und medizinische Behandlung

In der Klinik wird kein spezifisches System zur zeitkritischen Aufnahme hoher Patientenzahlen vorgehalten. Eine Besonderheit stellen hier interne Gefahrenlagen dar. Es kann nicht davon ausgegangen werden, dass im Einsatzfall eine taktische Einteilung von Betroffenen in Behandlungskategorien (Sichtung) nach einheitlichen Standards erfolgt. Im Krankenhaus soll ein System zur Erfassung und Kategorisierung erhöhter Patientenaufkommen vorgehalten werden. Die Mitarbeiter sollen mit der veränderten Vorgehensweise vertraut sein und entsprechende Hilfsmittel anwenden können. Zur Bewältigung des Patientenflusses sind geeignete Wege und Räumlichkeiten festzulegen, wenn die regulären nicht ausreichend Kapazität bieten. Ebenso soll ein Leitungssystem zur Verfügung stehen, dass externen Hilfskräften auch innerhalb der Klinik die veränderte Wegefindung in Ausnahmesituationen ermöglicht. Für die

Registrierung der Patienten ist ein System notwendig, das eine einwandfreie Zuordnung des Patienten zum Ereignis gewährt, eine sichere Dokumentation getroffener und zu treffender therapeutischer Maßnahmen bietet, für ein klinikinternes Auskunftsystem ein schnelles Auffinden der Patienten im Haus ermöglicht und durch visualisierte, intuitive Darstellungen (Farben) unterstützt wird. Die verwendeten Farben müssen in der internen Verkehrsleitung weitergeführt werden. Bei internen Ereignissen sollen alle betroffenen Personen (verletzt / unverletzt) registriert werden. Dies geschieht durch ein System von Anhängekarten, die mehrteilig sind und jeder Teil einen Mindestdatensatz enthält. Ein Teil verbleibt für gewöhnlich am Patienten und weitere Teile werden bestimmten Institutionen zur Informationssammlung, beispielsweise der Auskunft des Patientenverbleibs, zugänglich gemacht. Die Zuordnung der Patienten zum Ereignis erfolgt über Nummernkreise der Anhängekartensätze. Es stehen verschiedene Systeme zur Auswahl, eine Kompatibilität mit den im Rettungsdienst verwendeten Anhängekarten ist anzustreben. Patienten, die aufgrund eines externen Ereignisses in die Klinik verbracht werden, sind in der Regel durch den Rettungsdienst bereits gesichtet und registriert. Hier bietet sich eine Zweitsichtung an, um eine optimale Verteilung der Patienten nach Bedarf und Ressourcen im Krankenhaus zu ermöglichen. Die vom Rettungsdienst ausgestellte Karte des Patienten ist optisch als ungültig zu markieren, am Patienten zu belassen und eine zweite anzufertigen. Die Sichtung (Triage) wird durch eine zu benennende ärztliche Funktion und zwei Helfer durchgeführt und orientiert sich an einem festgelegten, international anerkannten Standard. Hierfür ist ärztlicherseits im Vorwege ein verbindlicher Algorithmus abzustimmen und sollte in Handlungshilfen (Checklisten) implementiert werden.

6.8 Informations- und Pressedienst

Gegenstand ist das Sammeln, Erfassen, Aufbereiten und Erstellen von Medieninformationen in Abstimmung mit der Krankenhauseinsatzleitung sowie der ständige Kontakt mit den Medienvertretern. Die Einsatzerfahrung zeigt, dass mit einer frühen, qualifizierten Information ausgestattete Medienvertreter deutlich seltener vehement im Einsatzgebiet recherchieren und den Ablauf so empfindlich stören können. Ebenso fällt in dieses Ressort die Aufarbeitung der Patientenregistrierung und Auskunft über dem Verbleib innerhalb der Klinik. Dieses Aufgabengebiet ist in der bestehenden Organisation des Krankenhauses bereits vorhanden. Die Medienbeauftragten sind mit einer Verfahrensanweisung ausgestattet, die es erlaubt, zeitnah relevante Informationen zusammenzustellen, mit der Krankenhauseinsatzleitung abzustimmen und den Medienvertretern zu präsentieren. Zur Betreuung von Betroffenen, Angehörigen und auch Klinikmitarbeitern stehen Spezialisten zur Verfügung. Empfehlenswert ist die Entwicklung eines Modells, dass es ermöglicht, so schnell wie möglich eine qualifizierte

Pressemitteilung abzugeben; ebenso muss eine adäquate Betreuung der Presse sichergestellt sein. Die Einbindung der Klinikseelsorge ist in Verbindung mit dem Kriseninterventionsdienst / Notfallseelsorge des Kreises Ostholstein zur Betreuung von Personen im Modell zu integrieren. Eine Auskunftsstelle für Anfragen nach dem Verbleib von Personen muss in Abstimmung mit den Institutionen des Katastrophenschutzes (Kreisauskunftsbüro des Roten Kreuzes) bei Bedarf einzurichten sein.

6.9 Versorgung und Überkapazitäten

Es gibt derzeit keine speziellen Absprachen oder Regelungen mit Versorgern zur Bereitstellung größerer Verpflegungsmengen über den gewöhnlichen Bedarf hinaus. Ebenso haben die Träger des Katastrophenschutzes keine genaue Kenntnis über realistische Kapazitätserweiterungen in der Klinik. Länger dauernde Situationen machen eine erweiterte Versorgung von Einsatzkräften und Patienten notwendig. Eine entsprechende Vorbereitung muss gegeben sein, ebenso wie eine dem Rettungsdienst bekannte Fähigkeit zur Erhöhung der Kapazität. Ein als Tochtergesellschaft des Klinikverbundes agierender Versorgungsbetrieb kommt hier hauptsächlich in Betracht. Entsprechende Reglungen sind zu treffen; auch der erweiterte Rettungsdienst des Landkreises (Schnelleinsatzgruppe) ist in der Lage, in kurzer Zeit eine Verpflegung sicherzustellen. In Bezug auf die Kapazität ist das Krankenhaus laut Gesetz verpflichtet, die aktuelle Möglichkeit der Aufnahme höherer Patientenzahlen mitzuteilen. Hierbei ist eine Abstimmung mit benachbarten Kliniken erforderlich.

7 Fazit

Erhebungen haben gezeigt, dass Krankenhäuser in sehr unterschiedlichem Umfang auf externe oder interne Gefährdungen vorbereitet sind. Die alleinige Existenz solcher „Katastrophenpläne" reicht keinesfalls aus und häufig fangen die unerkannten Fehler mit der unkorrekten Bezeichnung des Werkes an. Für ein nachhaltig effektives Gefährdungsmanagement muss externes Wissen mit den individuellen Bedürfnissen der Klinik kombiniert werden. Außergewöhnliche Ereignisse und ihre Bewältigung stellen Krankenhäuser vor große Herausforderungen. Zur sicheren Erreichung des primären Ziels, die Aufrechterhaltung oder schnellstmögliche Wiederherstellung individualmedizinischer Versorgung, müssen Kliniken spezifische Konzepte praxisgerecht erstellen und diese regelmäßig überprüfen. Unter Gefährdungen für Krankenhäuser dürfen nicht mehr alleinig der Brandausbruch oder der Massenanfall von Verletzten verstanden werden, sondern eine Vielzahl unterschiedlicher Szenarien ist in eine moderne Planung zur Organisation von Großereignissen und Katastrophen einzubeziehen.

Dem Bedarf wird einerseits durch gesetzliche Anforderungen, andererseits durch spezielle Fragestellungen im Rahmen von Zertifizierungsverfahren Rechnung getragen und wird durch Analysen von Bränden in Kliniken und Erhebungen über die Vorbereitungen unterstützt. Davon ausgehend, dass in die Auswirkung – das Schadensmaß – einer Bedrohung die Faktoren Wahrscheinlichkeit, Empfindlichkeit der Organisation und der Vorbereitungsstand eingehen, bleibt letzterer als einzige Variable, mit der eine Begrenzung des Schadensmaß äußerst wirksam möglich ist. Die Größe des vorzubereitenden Krankenhauses ist erst ab einem beträchtlichen Grundaufwand an Planungen erheblich. Auch für kleinere Krankenhäuser müssen grundsätzlich dieselben Überlegungen getroffen werden wie für Großkliniken. Durch die ständige Präsenz der Krankenhausbetriebe in der Öffentlichkeit und in den Medien wären Meldungen über ein Verschulden des Krankenhauses aufgrund mangelnder Vorbereitung gravierend. Die Finanzierungsfrage sollte nicht in der Form gestellt werden, ob Investitionen zur Schadensverhütung machbar sind, sondern vielmehr, wie es zu vertreten ist, zuwenig für diese Investitionen bereitzustellen.

Quellenverzeichnis

Bundesministerium des Innern, Schutzkommission (2006)
Katastrophenmedizin. Leitfaden für die ärztliche Versorgung im Katastrophenfall.
S.227-241

Bundesministerium des Innern (2006)
Schutz kritischer Infrastrukturen – Basisschutzkonzept

Gretenkort, P. (2007)
Katastrophen im Krankenhaus
Seminar an der Akademie für Krisenmanagement, Notfallplanung und Zivilschutz

Haag, W.; Jape, W. (2007)
Krankenhausalarmplanung
Seminar an der Akademie für Krisenmanagement, Notfallplanung und Zivilschutz

Hersche, B. (2006)
Organisation bei internen und externen Großereignissen
Notfall+Rettungsmedizin 3/2006, Online Publikation

Innenministerium des Landes Schleswig-Holstein (2003)
Führungsorganisation der Kreise und kreisfreien Städte zur Bewältigung von Großschadens-
ereignissen und Katastrophen in Schleswig-Holstein

Roesberg, H. (2007)
Krankenhausalarmplanung
Seminar an der Akademie für Krisenmanagement, Notfallplanung und Zivilschutz

Urban, B. et al. (2006)
Krankenhaus-Alarm-und Einsatzpläne für externe Schadenslagen an einem Großklinikum
Notfall+Rettungsmedizin 3/2006

Weidringer, J.W. et al. (2004)
Terrorziel WM 2006: Katastrophenmedizin im Abseits?!
Unfallchirurg Nr. 107, S.812-816

Wichert,K. (2001)
Brände in Altenheimen und Kränkenhäusern
Järven Health Care, Monheim a. Rhein

Internetquellen

Haag,W. (2007)
Online-Projekt Notfallevakuierung
http://www.nofaevaku.de
(Eingesehen 16.05.2007)

Heitmann, P. (2002)
Komplexe Erfahrungen – die Verlegung eines Krankenhauses als Evakuierungsübung
Unabhängige Brandschutzzeitung Online
http://www.ub-feuerwehr.de/_wissen/fachthemen/03.htm
(Eingesehen am 16.05.2007)

Gesetze / Vorschriften

Innenministerium des Landes Schleswig-Holstein (2003)
Feuerwehrdienstvorschrift 100 – Führung und Leitung im Einsatz

Innenministerium des Landes Schleswig-Holstein (2000)
Gesetz über den Katastrophenschutz in Schleswig-Holstein